AF396290

Hervouet

—

DES

ADÉNOPATHIES SIMILAIRES

CHEZ L'ENFANT

DES

ADÉNOPATHIES SIMILAIRES

CHEZ L'ENFANT

PAR

Henri **HERVOUET**,

Docteur en médecine,
Interne des hôpitaux de Paris.

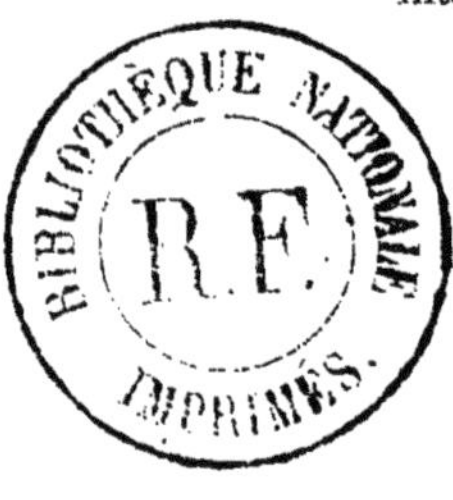

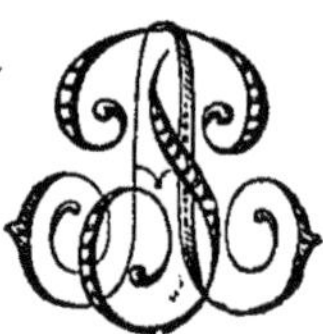

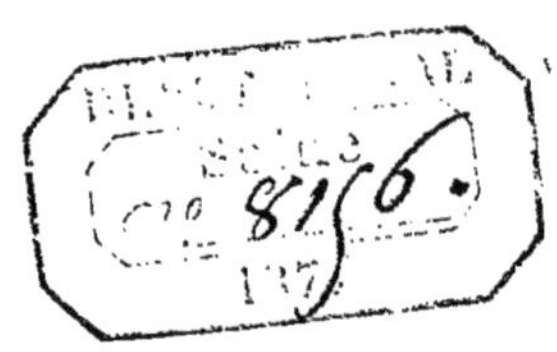

PARIS

A. PARENT, IMPRIMEUR DE LA FACULTÉ DE MÉDECINE
29-31, RUE MONSIEUR-LE-PRINCE, 29-31

1877

ADÉNOPATHIES SIMILAIRES

CHEZ L'ENFANT

INTRODUCTION.

Lorsqu'on analyse les travaux consacrés à l'étude des affections ganglionnaires, il est aisé de voir que les auteurs reconnaissent généralement l'existence des adénopathies primitives. On admet, en effet, que les ganglions, indépendamment des autres organes et au même titre qu'eux, peuvent être le siége de lésions de tout ordre. Ainsi le cancer, le tubercule, les tumeurs diverses pourraient avoir leur point de départ et leurs premières manifestations dans les ganglions comme ailleurs, bien que plus rarement.

Sans doute, personne ne conteste la fréquence des adénopathies secondaires; la clinique seule d'ailleurs suffirait à la démontrer surabondamment. Cette fréquence s'explique aisément lorsque l'on tient compte de la solidarité qui existe entre le système lymphatique et les organes dont il dépend, lorsqu'on se représente ce système comme « une expansion des organes eux-mê-

tissu de la glande qui n'ait son analogue dans le poumon. En un mot, pas d'adénopathie sans *altération simi-laire* du tissu avec lequel le ganglion est en relation fonctionnelle.

Telles sont les idées que notre éminent maître résume très-bien dans cette formule : le ganglion est le miroir du poumon.

Si nous avons pu entreprendre cette étude, c'est grâce à l'extrême bienveillance de M. le professeur Parrot qui a mis à notre disposition les nombreuses observations qui font la base de ce travail ; ses conseils ne nous étaient pas moins nécessaires ; ils ne nous ont jamais fait défaut. Qu'il nous permette de lui en témoigner nos sentiments de profonde gratitude.

HISTORIQUE.

Dans ce chapitre, nous résumerons les idées que les auteurs ont émises sur la question d'anatomie et de physiologie pathologiques qui nous occupe. Ce n'est donc pas l'historique complet des adénopathies que nous abordons ; ce serait nous écarter de notre sujet sans profit. Nous citerons seulement les travaux où ont été étudiées et discutées les relations possibles entre les affections des organes et celles de leurs ganglions.

Comme nous l'avons déjà indiqué plus haut, nous verrons qu'à cet égard plusieurs points intéressants ont été laissés dans l'ombre, que souvent les faits ont été observés incomplètement ou qu'ils ont donné lieu à des interprétations erronées. Quelques auteurs, en outre, se sont contentés des affirmations de leurs devanciers, n'ayant pas de notions personnelles sur les choses particulières à l'enfance. Laënnec, par exemple, s'en rapportant aux idées de Leblond, comme le remarquent MM. Rilliet et Barthez, et se contentant d'une indication très-sommaire, dit que « la matière tuberculeuse se trouve plus fréquemment seule dans les glandes bronchiques et quelquefois dans des cas où il n'y a ni tubercules dans les poumons, ni signes d'une affection grave de ces organes. C'est surtout chez les enfants scrofuleux que ce cas se rencontre. » Il admet, en outre, que l'inflammation de ces glandes est très-rare, et cela lui semble d'autant plus remarquable qu'habituellement, dans les autres régions, « elles s'enflamment par extension de

l'inflammation de l'organe aux fonctions duquel elles
sont associées. » (*Traité de l'auscultation médiate.*)

Nous venons de dire que Laënnec s'était appuyé sur
la thèse de Leblond. C'est, en effet, ce dernier qui, en
1824, fit paraître le premier travail important sur la matière dans une dissertation intitulée : *Recherches sur une
espèce de phthisie particulière à l'enfance* (Th. de Paris,
1824, n° 53), travail qui fut le point de départ de nombreuses et nouvelles études (1).

Cet auteur relate des observations de tubercules ganglionnaires tantôt accompagnés de dégénérescence semblables du poumon, tantôt coexistant simplement avec les
lésions de la pneumonie ou de la pleuro-pneumonie. Il
signale aussi des adénopathies mésentériques ordinairement localisées au voisinage de l'angle iléo-cæcal ;
dans une partie des cas, l'autopsie révélait une simple
phlogose avec boursouflement plus ou moins accusé de
la muqueuse intestinale; dans les autres, il y avait des
ulcérations arrondies, taillées à pic, au fond desquelles
on voyait de la matière tuberculeuse à nu ; ces ulcérations siégeaient vers la fin de l'iléon. Dans l'intérieur du
colon ascendant, on remarquait des saillies formées par
des tubercules contenus dans l'épaisseur de l'intestin, et
dans le côlon transverse, des érosions plus ou moins
profondes.

Après avoir rapporté un cas de coqueluche avec bronchite chronique suivie de mort, cas dans lequel on trouva
à l'autopsie de la pneumonie superficielle et des tubercules des ganglions bronchiques développés surtout à

---

(1) Consultez pour cette question d'histoire, la thèse de M. Barety,
sur les adénopathies bronchiques, p. 15 et suiv.

droite, Leblond fait les réflexions suivantes : « La toux, qui durait depuis deux mois et demi, était le résultat d'une simple bronchite, plus intense à droite qu'à gauche, et ce ne fut que vers les derniers temps que survint le mode d'hépatisation pulmonaire que j'ai décrit (pneumonie superficielle). Cette bronchite, négligée dans son origine, et durant probablement depuis un temps plus long que celui indiqué par les parents, me paraît la cause évidente du développement de l'affection tuberculeuse dans les ganglions pulmonaires. Je crois impossible de rejeter cette opinion si l'on fait attention au temps depuis lequel durait le catarrhe des bronches et à l'absence des tubercules dans le tissu pulmonaire. Sans doute ici on n'a pas vu directement l'inflammation des ganglions amener dans leur intérieur un dépôt de matière tuberculeuse ; mais les effets premiers échappent souvent à nos sens, comme les causes premières, et ce n'est qu'en étudiant avec attention les phénomènes subséquents qu'on peut remonter à leur connaissance. Dans le cas qui nous occupe, on ne peut nier l'action du tubercule comme obstacle à la résolution de l'inflammation pulmonaire. Pourquoi l'action en sens inverse ne pourrait-elle pas avoir lieu ? On dira peut-être qu'on a souvent rencontré des tubercules dans des glandes lymphatique pâles et dont le volume était plutôt diminué qu'augmenté, et que l'organe auquel répondaient ces ganglions était exempt de toute phlegmasie. Cela est vrai ; mais cela n'exclut pas l'idée d'une phlegmasie antérieure, considérée comme cause de l'affection tuberculeuse. »

Nous avons reproduit cette page parce qu'elle expose

très-nettement l'idée qu'un processus inflammatoire simple peut engendrer par contre-coup dans les ganglions un processus tout différent, la néoplasie tuberculeuse. Cette doctrine, renouvelée de Broussais, et dont nous aurons à discuter la valeur, a trouvé beaucoup d'adhérents.

Tonnelé (*Journal hebdomadaire*, 1829, t. IV et V) contesté l'influence, admise par Leblond, de la phlegmasie du poumon et des bronches sur le développement des tubercules dans les ganglions.

Andral, dans sa *Clinique médicale* (3° éd. t. IV), après après avoir comparé la rareté de la phthisie ganglionnaire chez l'adulte à sa fréquence chez l'enfant, dit qu'il n'est pas rare, avant la puberté, de trouver l'affection tuburculeuse beaucoup plus considérable dans les ganglions bronchiques que dans le tissu pulmonaire. Seulement il fait remarquer qu'elle coïncide habituellement avec l'inflammation de la muqueuse des voies aériennes. Il appelle l'attention sur ces adénophaties énormes accompagnées seulement de quelques petits tubercules dans le poumon. Nous insisterons nous-mêmes avec soin sur cet ordre de faits auxquels nous attachons une grande importance pour la démonstration des idées que nous soutenons ; nous montrerons que le peu d'étendue, l'exiguité de la lésion primitive fait qu'on la néglige ou qu'on la laisse passer inaperçue, d'où il résulte que l'ordre d'apparition des états morbides est quelquefois interprété à contre-sens.

Quoi qu'il en soit, Andral admet chez l'enfant comme chez l'adulte trois catégories d'adénopathies bronchiques : dans la première, il y a concomitance de phthisie pulmonaire avancée; dans la seconde, les tubercules pulmonaires sont très-limités; dans la troisième, ils font complètement défaut. Nous ne saurions passer sous silence, bien qu'il s'agisse de la pathologie de l'adulte, la description que donne Andral de certains ganglions renfermant des nodules de matière crétacée et même pierreuse, entourés d'un kyste cellulo-fibreux ou ossiforme, la glande elle même étant composée d'un tissu noir et dur. « Dans beaucoup de ces cas, dit Andral, les poumons contenaient aussi des tubercules crétacés, avec kystes fibreux ou cartilagineux et induration noire du parenchyme pulmonaire autour d'eux. » Il y a là un exemple très-remarquable d'adénopathie similaire dont l'intérêt n'avait pas échappé à l'éminent clinicien.

Billard ne s'est guère arrêté à l'étude des affections ganglionnaires: il les a même à peine signalées; cette lacune se conçoit, car son livre traite presque exclusivement des maladies du nouveau-né. Nous aurons l'occasion de dire qu'à cette période de la vie, c'est-à-dire dans les six ou huit premières semaines qui suivent la naissance, le système lymphatique semble silencieux, les désordres organiques n'ayant presque point de retentissement sur lui. Toutefois Billard, relatant succinctement quelques faits de tuberculose chez des enfants déjà âgés de plusieurs mois, observe que les tubercules pulmonaires étaient peu développés, tandis qu'on en voyait d'autres beaucoup plus avancés et même réduits en suppuration à la racine des bronches ou le long de la trachée. « Il semblerait donc d'après cela, dit-il, que la transformation tuberculeuse des ganglions lymphatiques situés à la racine des poumons et au voisinage des rameaux bronchiques aurait lieu d'abord et que ce ne serait que consécutivement à cette transformation qu'apparaîtraient les tubercules pulmonaires. »

Dans son *Traité des maladies des enfants*, Berton n'hésite pas à présenter comme nécessaire le rôle de l'inflammation préalable comme cause de la tuberculisation des glandes lymphatiques du médiastin. Il est là-dessus très-explicite. Dans son opinion, « toutes les causes susceptibles de développer outre mesure l'irritabilité des glandes et vaisseaux lymphatiques les disposent à l'inflammation et à la tuberculisation... Telles sont toutes les causes susceptibles de développer le vice scrofuleux....... » Quant à l'obligation de rattacher les altérations ganglionnaires à des affections viscérales de même nature, il la rejette formellement.

Nous arrivons aux travaux restés classiques de Rillier et Barthez. Tout le monde connaît les progrès que ces auteurs ont fait faire à la partie clinique de la question. Dans un mémoire très-complet qu'ils publièrent dans les *Archives de Médecine*, ils firent de la phthisie bronchique une description à laquelle ils ajoutèrent peu de choses dans leur *Traité clinique et pratique des maladies des enfants*. Nous mentionnerons seulement l'appréciation qu'ils font des rapports de l'adénopathie avec la tuberculisation des poumons. Ils adoptent les conclusions du mémoire de Papavoine : dans un tableau comparatif, cet observateur aurait fait voir que sur cinquante enfants chez lesquels il avait exactement déterminé le siége des tubercules, quarante-neuf fois ils avaient envahi les ganglions bronchiques, trente-huit fois seulement les poumons. D'après ces résultats, qui sont conformes à leurs propres recherches, MM. Rilliet et Barthez pensent qu'on pourrait modifier la loi anatomo-pathologique de Louis, et dire qu'il n'y a pas de tubercules dans un organe quelconque sans qu'il s'en trouve aussi dans les ganglions bronchiques. Une pareille conclusion est excessive. Ils reconnaissent d'ailleurs que cette règle comporterait quelques exceptions.

Dans leur livre ils présentent une statistique importante comprenant 291 cas de tuberculose ganglionnaire sur lesquels 36 fois le poumon a été trouvé exempt de tubercules. Ils en infèrent que le dépôt de ce produit pathologique dans le ganglion est primitif dans la plupart des cas, ce que doit faire déjà supposer, suivant eux, l'étendue comparativement moindre des altérations pulmonaires. Ils ne cherchent pas à expliquer pourquoi des lésions secondaires seraient fatalement moins graves que celles dont elles tirent leur origine.

Parmi les causes qui leur semblent de nature à provoquer la phthisie bronchique, MM. Rilliet et Barthez font intervenir la bronchite et la pneumonie ; mais ils font une réserve qui nous paraît infirmer considérablement la valeur étiologique de ces inflammations. « Il faut remarquer, disent-ils, que les ganglions se tuberculisent surtout lorsque la phlegmasie, à la suite de laquelle ils s'engorgent, est chronique. Or, on le sait déjà, les maladies chroniques des bronches sont très rares chez les enfants, et celles du poumon sont toutes tuberculeuses. » On pourrait en conclure que si les phlegmasies du poumon capables de donner naissance à la phthisie ganglionnaire sont des phlegmasies tuberculeuses, ce n'est pas en tant qu'inflammations, mais en vertu du processus tuberculeux qu'elles déterminent l'adénopathie.

Barrier (*Traité pratique des maladies de l'enfance*), Becquerel (*Mémoire sur la tuberculisation des ganglions bronchiques*, in *Gaz. méd.*, 1841), ont adopté l'opinion des auteurs précédemment cités.

D'après Louis, « la marche de l'affection ganglionnaire est très-variée et quelquefois très-rapide, puisqu'on l'observe chez des individus dont la phthisie a duré moins de deux mois et qu'il n'est pas possible de supposer, au moins chez l'adulte, que cette affection soit antérieure à celle des poumons. »

En 1855, Schœffel (th. de Strasbourg, n° 34) reprit ces études et y ajouta des considérations intéressantes de physiologie pathologique basées sur la théorie qu'avait édifiée Küss sur les rapports des fonctions épithéliales avec celles du système lymphatique.

En vertu de la connexion anatomique existant, d'après Küss, entre les deux appareils (épithéliums et lympathiques), les maladies de l'un se répercuteraient presque forcément sur l'autre. Cette conception est très-hypothétique, mais l'auteur en a tiré des déductions ingénieuses.

Cruveilhier n'est pas tout à fait aussi affirmatif que les auteurs dont nous avons passé en revue les opinions. « La tuberculisation ganglionnaire, dit-il, souvent consécutive et comme subordonnée à la tuberculisation des organes avec lesquels les ganglions sont en rapport de circulation lymphatique, en est quelquefois indépendante. Elle peut donc être primitive ou idiopathique. Cependant, il est infiniment probable qu'il y a constamment un point de départ dans l'organe correspondant aux ganglions altérés; mais ce point de départ peut avoir disparu, tandis que la lésion ganglionnaire persiste. » (*Anat. path.*, t. IV, page 636). Et, plus loin : « On pourrait dire que, dans un certain nombre de cas, la tuberculose des ganglions bronchiques est en raison inverse des tubercules dans les poumons. Tout le travail tuberculeux semble concentré dans les ganglions bronchiques et trachéaux. Chez les enfants, on trouve assez souvent des tubercules dans les ganglions bronchiques, alors qu'on n'en rencontre nulle part ailleurs. »

Dans les ouvrages les plus récents, les idées de Rillet et Barthez se retrouvent sans modifications notables; tels sont les traités sur les maladies infantiles de MM. Vogel (1) et West (2).

Pour M. Bouchut, c'est l'inflammation qui domine l'étiologie des adénopathies tuberculeuses, aussi bien dans l'abdomen que dans le thorax. Toutes les phlegmasies des bronches et du poumon, quelle que soit leur nature, seraient, avec la prédisposition scrofuleuse, les causes immédiates de la tuberculisation des glandes du médiastin.

Dans son excellente thèse sur *l'adénopathie trachéobronchique*, à laquelle nous avons emprunté beaucoup de renseignements, M. Baréty signale l'importance des adénites similaires d'une manière beaucoup plus précise que ses devanciers; il indique, en s'autorisant des faits observés par lui dans le service de M. Parrot, qu'habituellement le ganglion reflète fidèlement les modifications morbides et accidentelles de l'organe dont il dérive.

(1) Edition française, 1872.
(2) Traduction française par Archambault 1875.

Hervouët.  2

Enfin M. Parrot, en 1875, dans une communication faite à la Société de biologie, établit d'une manière formelle la relation qui existe et qu'il a toujours observée entre la dégénérescence tuberculeuse des ganglions bronchiques et celle du poumon et de la plèvre, consirée comme point de départ. Nous essaierons de démontrer que cette relation constitue une véritable loi, au moins chez l'enfant.

ADÉNOPATHIES BRONCHIQUES TUBERCULEUSES.

Les affections des organes respiratoires sont extrêmement fréquentes dans l'enfance. Soit qu'elles se présentent seules, soit qu'elles surviennent comme complica-
tions dans le cours de diverses maladies, on peut dire
qu'à cet âge elles fournissent à l'anatomie pathologique
un champ très-varié d'observations.

Qu'il s'agisse de la tuberculose ou des affections inflammatoires, dont les modalités et les aspects sont si
variés, ou de toute autre altération, elles ont un carac-
tère commun, ou plutôt une conséquence ordinaire très-
remarquable, c'est leur retentissement sur les ganglions
lymphathiques. Ces derniers sont même si souvent atteints et les désordres qu'ils présentent ont parfois une
telle gravité que, dans bien des cas, on est tenté de leur
attribuer la localisation exclusive du processus pathologique, ou de négliger tout au moins les autres lésions
organiques coexistantes.

Cependant, si, en présence d'une altération ganglionnaire, on fait un examen attentif des poumons et de la
plèvre, et quelquefois il est nécessaire de procéder à des
recherches minutieuses, on arrive toujours à découvrir
que cet état morbide est la traduction d'un état tout
semblable du poumon : c'est une *adénopathie similaire*,
suivant l'expression de M. Parrot.

C'est sur cette similitude de lésions entre organes qui
sont en relations fonctionnelles que nous voulons appeler
l'attention.

Les affections pulmonaires ne s'accompagnent pas forcément d'adénopathie, mais si l'adénopathie existe, on peut être sûr qu'elle est similaire d'un état pathologique de l'organe dont les ganglions dépendent.

C'est au point, dit M. Baréty, que, dans ses autopsies, M. Parrot ne manque jamais de rechercher l'état de ces ganglions avant d'ouvrir les poumons, et qu'il a pu ainsi prédire, avec une grande précision, la nature et le degré de l'altération pulmonaire.

Avant d'aller plus loin, il n'est pas sans intérêt de faire remarquer l'influence de l'âge sur les adénopathies : autant elles sont communes chez l'enfant depuis l'âge de deux ou trois mois jusqu'à la puberté, autant elles le sont peu chez le nouveau-né. Nous pourrions même dire qu'elles n'existent pas chez lui d'une manière sensible. A cette période de la vie, que nous limitons dans les six ou huit premières semaines qui suivent la naissance, le système ganglionnaire, du moins dans le médiastin et dans le mésentère, n'est le siége d'aucune manifestation apparente, même lorsqu'il existe des troubles graves des organes de la respiration ou de la digestion. Souvent des pneumonies plus ou moins étendues, qui, à un autre âge, auraient certainement provoqué de ce côté une réaction intense, très appréciable à l'autopsie, laissent les ganglions parfaitement intacts. Ils ont, d'ailleurs, un développement tout à fait rudimentaire, à tel point que ceux de second ordre ne sont pas toujours faciles à découvrir au milieu des organes qui les entourent.

Cette sorte d'inertie et d'insensibilité qui contraste avec ce qu'on voit un peu plus tard ne semble pas avoir beaucoup frappé les observateurs. Cependant Billard en dit quelques mots; mais ses remarques sont relatives surtout aux glandes mésentériques dont il constate le développement imparfait, particularité à laquelle il rattache naturellement l'absence ou la rareté éxtrême du carreau chez le nouveau-né. Les mêmes réflexions peuvent s'appliquer aux ganglions trachéo-bronchiques qui se présentent habituellement sous l'aspect de petits nodules grisâtres ou rosés, assez mous, plus ou moins dissimulés au milieu des canaux vasculaires et aériens qui pénètrent dans le hile du poumon. Les affections phlegmasiques éveillent tout au plus un léger degré de phlogose dans ces petits organes.

Chez le fœtus, les fonctions digestives n'existant pas et le travail d'absorption interstitielle auquel président les lymphatiques ayant moins d'activité que chez l'individu qui se nourrit et qui dépense, on comprend que les ganglions n'aient qu'un développement assez rudimentaire. Chez le nouveau-né, cet état persiste encore, et ce n'est qu'au bout d'un certain temps que la transformation s'opère sous l'influence de la digestion et de l'action nutritive nouvelle.

Parmi les affections ganglionnaires du médiastin que l'on trouve chez l'enfant, celles qui résultent de la dégénérescence tuberculeuse sont assurément les plus communes. Moins fréquentes chez l'adulte, elles n'ont pas non plus, à beaucoup près, la prédominance qu'elles affectent dans l'enfance en tant que désordres locaux. Il ne faudrait pas croire cependant qu'elles consistent toujours dans une désorganisation très-étendue des ganglions et qu'elles produisent pendant la vie des manifestations cliniques évidentes. Il s'en faut de beaucoup qu'elles méritent toujours le nom de phthisie bronchique. Lorsqu'on fait des autopsies d'enfants, on trouve souvent des lésions limitées à un, deux ou trois ganglions, et dont les progrès semblent s'être arrêtés et n'avoir pas dû produire de troubles appréciables pendant la vie. Ces lésions restreintes, et en apperence enrayées dans leur marche, passent quelquefois inaperçues ; surtout elles n'appellent pas suffisamment l'examen sur ce qui a dû être leur point de départ dans le poumon ou dans la plèvre, point de départ qui lui-même échappe souvent, comme nous le verrons, à un examen superficiel.

Mais, quel que fût le degré ou l'étendue de ces altérations tuberculeuses des ganglions bronchiques, nous les avons constamment trouvées en même temps que des tubercules pulmonaires ou pleuraux. Que ceux-ci fussent plus ou moins développés que n'eût pu le faire présumer l'état des glandes du médiastin, ils existaient toujours ; c'est là le point capital.

Sur 145 observations prises par M. Parrot dans son service des Enfants-Assistés dans ces dernières années, le foyer pulmonaire primitif n'a jamais fait défaut.

Sur ce nombre, figurent quelques cas dans lesquels la lésion siégeait sur la plèvre seulement.

Ce sont ces observations qui nous serviront à établir la discussion qui va suivre.

Nous ne nous arrêterons pas à décrire toutes les formes de la tuberculose ganglionnaire bronchique ; nous insisterons seulement sur leurs rapports et leurs analogies avec les altérations organiques dont elles sont le corollaire.

Les trois aspects principaux du tubercule dans les

ganglions sont, comme partout ailleurs, la granulation, la caséification et la calcification.

Les granulations grises ne se rencontrent pas ici aussi fréquemment que les autres formes de la néoplasie tuberculeuse. A quoi cela tient-il? Probablement à l'évolution de cette néoplasie, plus rapide dans ce milieu spécial que dans tous les autres. Car les tissus lymphoïdes, en général, paraissent être un terrain très-favorable au processus tuberculeux; si donc les phases se succèdent plus vite on conçoit que la granulation grise, c'est-à-dire l'état initial de la néoformation, se rencontre moins communément que les états plus avancés.

Quoi qu'il en soit, les granulations sont faciles à observer sur la coupe des ganglions; ceux-ci, en pareil cas, ne sont pas toujours notablement hypertrophiés, mais habituellement ils sont plus ou moins tuméfiés et congestionnés, de telle sorte que leur coloration rend très-évidente la présence des granulations. L'état gris, demi-transparent, fait bientôt place à l'état jaune, et c'est surtout sous ce dernier aspect que se montre la granulation. Il est rare que sur une coupe de la glande on n'en rencontre qu'une seule, isolée; ordinairement, il y en a plusieurs, et la tendance qu'elles ont à se multiplier, à se réunir de manière à former des amas gris-jaunâtres, est très-remarquable; cette multiplication active explique le prompt envahissement de l'organe par la désintégration caséeuse dont nous démontrerons l'extrême fréquence.

Mais que trouve-t-on dans le poumon quand la coupe d'un ganglion a révélé la présence de granulations? En thèse générale, l'adénopathie caractérisée par cette phase de l'évolution tuberculeuse est l'indice certaine qu'une production active, récente, de granulations, s'effectue dans le poumon. On trouvera quelque part, dans ce viscère, soit un groupe de granulations identiques sans autres produits, soit un foyer caséeux qui n'ayant pas causé de troubles ganglionnaires au début de sa formation, ce qui est rare, n'a provoqué ces derniers que récemment, sous l'influence d'une nouvelle poussée granuleuse, visible elle-même à sa périphérie. Nous pouvons noter, en passant, que si la lésion pulmonaire s'accompagne d'un état congestif accentué ou d'un processus nettement inflammatoire provoqué par la néoformation, le plus souvent aussi le ganglion sera tuméfié, enflammé, et présentera des rougeurs vives autour des granulations, dont la teinte mate tranchera d'autant mieux sur la coupe. Si l'altération similaire ne se trouvait pas dans le poumon malgré un examen attentif, il ne faudrait point se hâter d'en conclure qu'elle n'existe pas : c'est sur la plèvre qu'il faudrait l'aller chercher, et nous pourrions citer plusieurs exemples de localisation primitive dans la plèvre à l'exclusion du poumon.

Nous aurons à revenir sur ce point à propos des autres formes du tubercule, et nous produirons des observations démonstratives. Enfin, remarquons incidemment qu'il ne faut jamais négliger l'examen du péricarde ; on sait que cette membrane est quelquefois le siége de granulations tuberculeuses et qu'au même titre que les lésions du même ordre des plèvres ou des poumons, elles peuvent donner lieu à des adénopathies similaires, en vertu des relations anatomiques qui relient le péricarde à certains ganglions médiastinaux.

L'état caséeux est celui qu'on a le plus ordinairement l'occasion de voir chez l'enfant; on trouvera des ganglions ainsi altérés chez beaucoup de sujets qui ont succombé aux maladies les plus diverses. Tantôt la masse caséeuse est circonscrite par du tissu sain, tantôt elle occupe toute la glande dont la capsule lui forme une enveloppe cellulo-fibreuse plus ou moins distincte. Tantôt elle est ferme, compacte, limitée par une zone douée encore d'une certaine transparence, le centre étant d'une opacité complète; d'autres fois, elle présente un commencement de ramollissement central et, enfin, il n'est pas rare de la voir réduite complètement en une pulpe granuleuse qui donne parfois au ganglion malade l'apparence d'un kyste puriforme.

Nous n'avons pas à décrire ici les désordres que peuvent déterminer, par voisinage, de semblables altérations, comme la compression des vaisseaux ou des nerfs, quand la tumeur est volumineuse, l'ulcération et la perforation des parois bronchiques et l'évacuation du contenu du kyste dans les voies aériennes, etc. Ces détails intéressants n'ont pas trait à notre sujet et sont exposés avec soin dans les livres classiques. Ce qui nous importe davantage c'est le degré d'évolution de la lésion, son étendue et son aspect, comparés au foyer tuberculeux du poumon. Ce dernier existe constamment, comme nous l'ayons dit. Mais le nombre considérable des ganglions intéressés comparé aux proportions, quelquefois très-étroites, du foyer pulmonaire, peut en imposer pour une adénopathie primitive. La lésion originelle est, dans certaines circonstances, difficile à trouver; elle peut exiger une perquisition patiente dont on se dispense volontiers en vertu de l'idée préconçue que la lésion peut manquer.

Si nous insistons sur ce point, c'est que, suivant M. Parrot, il rend compte d'une partie des cas négatifs qui figurent dans la statistique des auteurs.

M. Parrot nous a dit avoir été obligé quelquefois de consacrer un temps considérable à la recherche d'un petit noyau caséeux ou d'un nodule crétacé, égaré en quelque sorte dans un lobe entièrement sain d'ailleurs ; mais une enquête minutieuse ne restait jamais sans résultat. Il est donc de la plus grande importance de ne jamais considérer une autopsie comme terminée quand on a fait quelques larges incisions dans un poumon.

Il n'est pas inutile d'indiquer le moyen le plus commode pour découvrir un noyau de petit volume : il consiste à prendre le poumon entre les doigts, à le palper dans tous les sens, en le malaxant en quelque sorte, de manière à saisir non-seulement les parties superficielles, mais aussi les parties centrales, car les dimensions du poumon de l'enfant permettent bien ce mode d'examen ; lorsqu'on arrive sur un point d'induration, on le fixe et on pratique une incision à son niveau. C'est tantôt un nodule caséeux, tantôt un grain crétacé. Il est une condition qui favorise beaucoup cette recherche : c'est l'état de flaccidité que présente le parenchyme quand on l'examine longtemps après la mort, état qui marque le début de la putréfaction : le tissu est alors flétri, mou, très-réduit de volume et permet au doigt de rencontrer promptement le point malade. Quand, au moment de l'ouverture du cadavre, le poumon est encore très-élastique, très-tendu et que son volume rend le palper difficile et nécessite un examen trop prolongé, il est bon de le laisser à l'air pendant un ou deux jours ; au bout de ce temps, il sera devenu facilement dépressible.

Ce procédé est préférable à celui qui consiste à faire des tranches multipliées, car les incisions portent au hasard et on peut laisser la lésion inaperçue dans un fragment même peu épais du viscère.

Ces petits foyers tuberculeux circonscrits se trouvent assez souvent près de la surface, au voisinage de la plèvre. Leur exiguïté, nous l'avons dit, les a fait catégoriser parmi les choses négligeables par beaucoup d'observateurs. En voici un exemple : il s'agit d'une observation publiée par M. Leroy de Méricourt, en 1860, dans l'*Union médicale* (17 juillet 1860). M. Leroy de Méricourt établit d'abord que la phthisie bronchique, sans tubercules concomitants du parenchyme pulmonaire, est très-rare ; aussi le cas qu'il rapporte lui paraît offrir un double intérêt, d'abord parce qu'il a trait à une affection très-rare à l'état d'isolement, ensuite, parce qu'il a présenté des particularités cliniques inaccoutumées, et M. Leroy de Méricourt donne pour titre à son observation : *phthisie bronchique ou adénite péri-bronchique suppurée diagnostiquée pendant la vie. Absence de tubercules dans le parenchyme pulmonaire ; asphyxie lente par compression de la partie inférieure de la trachée* (Obs. communiquée à la Soc. méd. des Hôp.).

Nous ne reproduisons ici que la partie de l'observation qui a trait à l'autopsie, les détails cliniques n'ayant pas de rapports avec notre sujet.

« Enfant de 3 ans..... L'autopsie révéla un énorme emphysème des deux poumons qui remplissaient complètement les cavités pleurales. *Ces deux organes étaient sains : un seul tubercule ramolli existait dans le poumon droit*, mais il avait à peu près le volume d'un pois ; leur tissu était partout crépitant, et ils ne présentaient qu'un peu d'engouement hypostatique. Le thymus était plus volumineux qu'il ne l'est ordinairement à cet âge ; mais la compression des tuyaux aériens ne venant pas de là, elle était produite par une ganglionite suppurée formant une masse charnue de 5 cent. de long environ, de 2 cent. d'épaisseur, *couchée sur la partie latérale droite de la trachée*, immédiatement au-dessus de la bifurcation, adhérente à ce conduit et exerçant sur lui une compression si évidente que, même après qu'il en eut été débarrassé, il existait une diminution de calibre qui pouvait être évaluée au tiers, peut-être même à la moitié de la lumière normale de la trachée. La section de cette tumeur montrait des ganglions hypertrophiés, transformés en coques pleines de pus, aucune n'offrait de tubercule à l'état de crudité..... »

Nous avons souligné les particularités que nous voulions faire ressortir : pour nous l'adénopathie, dans ce cas, est similaire de la lésion trouvée dans le poumon, et elle lui est secondaire ; il est aisé de voir, en effet, que le tubercule du poumon est ramolli comme les ganglions dégénérés, et qu'en outre la masse ganglionaire siégeait à droite, c'est-à-dire du côté correspondant à la lésion pulmonaire. On voit que, dans cette observation, le tubercule ramolli du poumon droit a été jugé trop peu important puisqu'il n'était gros que comme un pois, pour entrer en ligne de compte, et cette manière de voir a donné lieu à une interprétation erronée. Si les détails de l'autopsie n'avaient pas été notés avec soin comme ils l'ont été, et qu'on s'en fût rapporté uniquement au titre de l'observation et au sens que lui attribuait son auteur, on aurait été conduit à admettre une adénopathie idio-pathique, alors qu'on ne devrait y voir qu'une adénopa-thie similaire. Ce que nous avons dit plus haut nous au-torise à croire, avec ce dernier exemple à l'appui, que les cas de phthisie bronchique d'emblée dont parlent les auteurs, rentrent dans la catégorie des adénopathies se-condaires, reconnaissant pour point de départ une lésion disproportionnée et en apparence insignifiante.

Nous donnons ici quelques observations de ce genre ; nous les devons à l'obligeance de M. le professeur Parrot, Nous en avons extrait seulement les notes d'autopsie.

Obs. I, — J..., Louis, 4 ans. (Rougeole. Pneumonie. Tubercules).
Près du bord postérieur du *lobe supérieur droit*, au voisinage du lobe moyen, masse de la *grosseur d'un noyau de cerise*, parfaite-ment circonscrite dans un parenchyme souple, jaune blanche, crayeuse à son centre. Dans le lobe inférieur gauche, noyau tu-berculeux de petit volume.
A la racine des bronches, *à droite, un ganglion jaune blanc, crayeux*. D'autres ganglions bronchiques, peu altérés. *Ganglions trachéaux volumineux*, et *caséo-plâtreux*, à des degrés divers, sur-tout à droite.

Obs. II. — B..., Eugénie, 4 ans. (Rougeole. Pneumonie.)
A la région inférieure et superficielle du *lobe supérieur droit*, à un millimètre de la surface, *noyau de la grosseur d'un grain de chènevis*, composé de plusieurs zones, dont la plus centrale est très-opaque ; il est enkysté dans un tissu grisâtre, scléreux, formant une zone de 2 millimètres de largeur.
Un *ganglion bronchique du côté droit* est caséeux. La masse des *ganglions trachéaux* a le volume d'un œuf de pigeon. Ces gan-glions présentent des altérations à des degrés divers : les uns sont caséo-plâtreux, les autres contiennent dans un parenchyme vio-

lacé un grand nombre de petites masses grisâtres avec des points plus jaunes.

Pneumonie lobulaire, disséminée à la région inférieure du lobe inférieur gauche. Pleurésie, avec exsudat, limitée à la base de ce lobe. Ganglions bronchiques du côté gauche, tuméfiés, violacés, friables.

Obs. III. — B..., Marie, 15 mois. (Broncho-pneumonie. Ulcérations cutanées.)

Poumon gauche. Tout à fait à la base et à la partie externe du lobe inférieur, noyau tuberculeux jaune, du *volume d'un grain de millet*, crétacé au centre. Lobules de pneumonie à la région supérieure du lobe inférieur; le lobe supérieur s'insuffle.

A gauche, plusieurs ganglions bronchiques caséo-plâtreux (région inférieure); les autres sont rouges et tuméfiés. A la bifurcation de la trachée, ganglions caséo-plâtreux.

A droite, pas de ganglions tuberculeux. Péricardite tuberculeuse.

Obs. IV. — K..., Paul, 4 ans. (Rougeole. Broncho-pneumonie.)

Au milieu du lobe inférieur du poumon gauche, superficiellement, *masse caséeuse, grosse comme un noyau de cerise*, tout à fait circonscrite, avec un point central jaune, opaque. Hépatisation du lobe supérieur. Ganglions bronchiques, *la plupart convertis en matière caséeuse* friable, molle. Quelques ganglions trachéaux semblables.

Poumon droit, sain

Obs. V. — M..., Julie, 4 ans. (Rougeole. Diphthérie. Broncho-pneumonie.)

Poumon droit ; noyau caséo-plâtreux, du volume d'un grain de chènevis, caséeux au pourtour, calcaire au centre, entouré d'une zone scléreuse. (Lésions de la broncho-pneumonie des deux côtés.)

A droite, quelques ganglions caséo-plâtreux.

Obs. VI.—B..., Clémentine, 2 ans et demi. (Diphthérie. Broncho-pneumonie.)

A droite, un ganglion bronchique et un trachéal, sont caséo-plâtreux.

Après des recherches faites après l'autopsie, et qui ont été prolongées, on a trouvé sur le lobe supérieur droit, à deux ou trois millimètres de la surface, un noyau caséeux enkysté, du volume d'un gros grain de chènevis. La découverte de ce noyau a été plus facile quand le poumon a été un peu ramolli par le temps.

Obs. VII. — B..., 2 ans et 9 mois. (Rougeole. Diphthérie.)
Poumon droit. A la partie externe et moyenne du lobe supérieur, au milieu d'un tissu sain, aéré, on trouve un kyste parfaitement déterminé, rempli par un *noyau de matière caséeuse*, en voie de ramollissement, *du volume d'un noyau de cerise*. Tout autour, sous la plèvre, granulations grises, sur une surface arrondie de un demi-centimètre de diamètre : c'est à peine si l'on en trouve deux ou trois dans le poumon. A droite, un *ganglion bronchique est volumineux* et présente une masse caséeuse, identique à celle du poumon, quant à sa forme et à son volume. *Deux ganglions trachéaux*, dont un a le volume d'une petite amande, contiennent des masses caséeuses arrondies et semblables aux précédentes. Le ganglion interbronchique, sur un fond violacé, présente des portions grisâtres disséminées avec des granulations grises, d'autres plus jaunes, quelques-unes verdâtres, sans ramollissement.

On comprend toute l'importance de ces faits. Nous venons d'en citer de très-caractéristiques, nous aurions pu en produire de plus nombreux ; ceux-là suffisent à démontrer que la lésion ganglionnaire saute aux yeux ; il n'en est pas toujours ainsi de celle du poumon, qu'il importe de rechercher avec soin ; mais leur intérêt ressort principalement de leur fréquence qui nous explique certaines lacunes dans les observations publiées soit dans divers recueils, soit dans les livres spéciaux. On objectera qu'une dégénérescence grave, occupant plusieurs ganglions, ne saurait vraisemblablement être engendrée par un petit noyau tuberculeux de quelques millimètres d'épaisseur. Cette dernière objection a été faite par MM. Rilliet et Barthez ; ils disent que : « lorsqu'on examine la nature et l'étendue des altérations du pou-

mon, comparées à celle du ganglion, on est tout naturellement amené à admettre que les dernières sont anté-
rieures dans la plupart des cas. Ainsi, un fait très-remarquable qui ressort de la comparaison de nos observations,
est que dans tous les cas où la phthisie bronchique était
très-étendue, et dans ceux surtout où les ganglions ramollis communiquaient avec les bronches, nous n'avons
observé qu'un petit nombre de tubercules miliaires ou de
granulations grises dnns les poumons, et dans aucun de
ces cas, la pththisie n'avait revêtu la forme régulière
telle qu'on la constate chez l'adulte. » On peut cependant,
malgré leur disproportion, maintenir l'ordre naturel de
succession des lésions tuberculeuses, c'est-à-dire l'évolution de l'adénopathie, consécutivement à l'apparition du
processus dans la trame pulmonaire. On le comprendra
si l'on tient compte d'un fait important, remarquable
surtout dans l'histoire du tubercule, nous voulons parler
de la multiplication rapide, du foisonnement, si l'on peut
ainsi dire, du produit morbide dans le tissu ganglionnaire. Le tubercule prolifère très-activement dans ce
milieu particulier ; non-seulement le travail néoplasique
y prend une extension rapide, mais le produit de nouvelle formation y subit promptement les transformations
régressives. Ce fait n'a pas échappé aux observateurs
modernes. On a même tenté de l'expliquer par le rap-
prochement qui a été fait entre les éléments primitifs du
tubercule et les cellules du tissu lymphoïde ; l'analogie
est effectivement remarquable, comme on peut s'en
rendre compte sur la coupe d'un ganglion, partiellement et nouvellement envahi par la néo-formation tuberculeuse. MM. Hérard et Cornil ont fait observer qu'il

était souvent difficile de distinguer de simples produits inflammatoires, c'est-à-dire la simple prolifération cellulaire dans le ganglion, de la néoplasie tuberculeuse commençante. Quelle qu'en soit l'explication, le fait existe, et, chose remarquable, la tuberculisation ne s'arrête pas après avoir transformé un ganglion tout entier; elle envahit très-vite tout un groupe ganglionnaire. Si, par exemple, un petit ganglion du hile d'un poumon se prend, bientôt celui qui est le plus immédiatement en rapport de circulation lymphatique avec lui se prendra à son tour, puis, successivement, la dégénérescence gagnant de proche en proche les autres glandes du même groupe, en passant d'ordinaire des inférieures aux supérieures, des plus petites aux plus volumineuses, les bronches seront, en un temps relativement court, entourées de masses caséeuses. Aussi est-il très-commun de rencontrer plusieurs ganglions bronchiques d'un même côté très-hypertrophiés et complètement transformés. Mais là ne s'arrête pas encore la multiplication des lésions tuberculeuses : après avoir envahi en tout ou partie les ganglions d'un même groupe, elle passe de celui-ci dans un second qui reçoit les vaisseaux afférents du premier. Ainsi, dans le médiastin, la tuberculisation s'empare des ganglions trachéens après s'être manifestée dans les ganglions bronchiques. On sait que l'extrémité inférieure de la trachée est en rapport avec une chaîne de ganglions plus volumineux que les précédents; il en existe notamment un très gros au niveau de la bifurcation. C'est dans ce groupe important que se centralise en quelque sorte la circulation lymphatique des organes thoraciques. C'est là que le tubercule se multiplie abondamment et forme ces grosses tumeurs dont les dimensions peuvent entraîner des accidents de voisinage appréciables clini- quement. Il suffit souvent qu'un seul ganglion bronchi- que soit tuberculeux pour que ceux de la trachée dégé- nèrent à leur tour, et il est à remarquer que le mal a une extension d'autant plus grande qu'il occupe secondaire- ment des ganglions plus centraux et plus volumineux. La chose est quelquefois plus évidente encore dans le mésentère. Ainsi le ganglion le premier atteint à la suite de l'affection pulmonaire, appelons-le, si l'on veut, le ganglion récepteur, sera, en même temps, le multipli- cateur. Il reflète le premier l'image de la lésion pulmo- naire, mais cette image se réfléchit à l'instant et se multiplie sur ses congénères.

Mais pendant que la dégénération tuberculeuse pro- gresse ainsi activement sur le terrain ganglionnaire, elle peut très-bien se ralentir et se limiter sur un espace cir- conscrit du poumon ; elle se laisse facilement dépasser en importance par les altérations qu'elle a engendrées. On comprend donc que l'exiguité d'une lésion n'auto- rise point à la subordonner aux adénopathies de même nature. Ne voyons-nous pas en réalité, tous les jours, des adénites de la plus grande intensité ayant pour point de départ des accidents locaux de très-médiocre impor- tance ? Et pourtant on ne songe pas à voir dans ces adé- nites des inflammations développées d'emblée. Un très- petit chancre peut donner lieu à un bubon énorme. Dans un autre ordre d'idées, un cancer très-étendu du foie peut avoir succédé à un champignon cancéreux du rectum relativement de petites dimensions. Il serait su- perflu de multiplier ces exemples.

Nous avons dit que les ganglions trachéaux doivent se prendre consécutivement à ceux des bronches. C'est du moins ce qui ressort de nos observations où nous voyons toujours signalée, en même temps que la dégénérescence d'un ganglion trachéal, celle d'un ganglion bronchique. L'adénopathie bronchique peut ne pas se propager aux glandes trachéales, mais ces dernières ne s'altèrent pas isolément dans la grande majorité des cas. Ce qui se voit le plus souvent, c'est la localisation simultanée des altérations dans l'un et l'autre de ces groupes. Seulement, comme les ganglions trachéaux, quand ils sont frappés de tuberculisation, forment des tumeurs volumineuses très-apparentes, on s'explique l'opinion de Cruveilhier qui considérait le gros ganglion de la bifurcation comme le siége de prédilection de la tuberculose du médiastin. Le développement de l'adénopathie trachéale peut quelquefois dépasser en intensité l'altération des ganglions du hile, comme cette dernière a pu prendre elle-même une extension disproportionnée relativement à la lésion-mère siégeant dans le poumon.

A propos des communications établies physiologiquement et pathologiquement entre les chaînes ganglionnaires voisines, communications qui sont démontrées par la marche même des affections similaires, il n'est pas inutile de rappeler que les ganglions sus-claviculaires peuvent être atteints aussi secondairement aux maladies des organes intra-thoraciques. L'adénopathie sus-claviculaire serait particulière aux affections du sommet.

Il est un fait auquel on doit attacher une grande valeur, car il indique déjà par lui-même une relation de cause à effet entre le tubercule pulmonaire et celui du médiastin, c'est que l'adénopathie siége toujours du côté de l'organe malade ; la chose se vérifie facilement quand il n'y a de tubercules que dans un seul poumon. Cette circonstance se présente assez souvent : toujours alors les ganglions malades sont ceux qui appartiennent au poumon tuberculeux. Or, si les ganglions du médiastin avaient réellement une très-grande tendance à se tuber-culiser d'emblée, comme on le dit, cette dégénérescence unilatérale n'aurait-elle rien de surprenant? L'expérience nous a démontré maintes fois que si l'on trouve, par exemple, les glandes du hile droit seules malades, c'est seulement de ce côté qu'on devra rechercher le foyer primitif. Les observations suivantes, dont nous donnons le résumé, en fourniront des exemples.

Obs. VIII. — B..., Camille, 2 ans et demi. (Rougeole. Broncho-pneumonie.)

A gauche, un des ganglions bronchiques de la région moyenne est caséo-plâtreux. Deux ou trois ganglions trachéaux sont volumineux, friables, présentant une petite masse grise à l'intérieur.

A la région moyenne et superficielle du *lobe supérieur gauche,* noyau bien arrondi, gros comme un petit noyau de cerise, présentant trois zones : une périphénique, douée d'une certaine transparence, une moyenne plus mate, une centrale, opaque et plâtreuse. B roncho-pneumonie dans la partie déclive de ce lobe.)

A droite, rien de particulier dans les ganglions. Rien dans le parenchyme du poumon droit. Bronchite.

Petit ganglion mésentérique avec un point caséeux. A l'origine de l'intestin grêle, granulation tuberculeuse jaune dans la muqueuse.

Obs. IX. — B..., Victor, 2 ans. (Rougeole. Broncho-pneumonie. Pachyméningite)

A gauche, ganglions bronchiques, présentant plusieurs points caséeux. Au *sommet gauche*, masses caséeuses, dont le volume total égale celui d'une amande. Quelques points caséeux dans le lobe inférieur. (Adhérences anciennes.)

A droite, ganglions bronchiques volumineux, violacés, friables, non caséeux. Pleuro-pneumonie *à droite*. (Lobes moyen et supérieur.) Pas de traces de matière caséeuse.

Obs. X. — Q..., Louise, 2 ans. (Rougeole. Pneumonie.)
A droite, quatre ganglions bronchiques caséeux, l'un d'eux ramolli au centre. Un gros ganglion trachéal avec nombreuses granulations grises et jaunes, groupées de manière à former une masse caséeuse. Gros ganglion caséeux à la fourchette trachéale.
A la partie postérieure du *lobe inférieur droit*, noyau jaune, de un centimètre de diamètre, ramolli sur deux points à son centre. A sa périphérie, granulations jaunes.
(Des deux côtés, atélectasie et pneumonie lobulaire).

Obs. XI. — J..., Eugénie, 3 ans. (Diphthérie, etc.)
A droite, ganglions bronchiques supérieurs caséeux et ramollis. Les ganglions trachéaux sont caséeux à des degrés divers.
Au sommet du *poumon droit*, cavernes.

Obs. XII. — D..., Auguste. (Rougeole.)
Poumon gauche. A la jonction des deux lobes, masse caséeuse du volume d'une noisette, enchâssée dans un tissu induré, d'un violet grisâtre. Cette masse est mal circonscrite...
A gauche, un gros ganglion, voisin du point caséeux du poumon, présente sur la coupe un aspect identique à celui du poumon : portion caséeuse mal délimitée, sur un fond gris violacé, et, en un point, fonte puriforme. Un autre ganglion, situé au-dessus, plus petit, présente les mêmes lésions. Ganglions de la trachée très-tuméfiés.)

Obs. XIII. — L..., Berthe, 2 ans. (Diphthérie. Pneumonie.)
Poumon gauche. Broncho-pneumonie du lobe inférieur; sur la marge de ce lobe, tout à fait en bas, granulation jaune du volume d'un grain de chènevis.
A gauche, un des ganglions bronchiques inférieurs, augmenté de volume, présente un certain nombre de granulations semblables u grain pulmonaire et de même âge. D'autres ganglions sont mous

et friables. Les ganglions trachéaux sont très-volumineux et rappellent par leur aspect les lésions du poumon. Broncho-pneumonie à droite.

Obs. XIV. — B..., Célestine, 2 ans. (Pleuro-pneumonie.)
Deux ganglions bronchiques, *à droite*, et un trachéal, sont caséeux. A la région moyenne du *lobe supérieur droit*, masse caséeuse de la grosseur d'une petite noisette, au milieu d'un tissu sain.
(Ailleurs, lésions de la broncho-pneumonie. Pleurésie.)

Les différentes phases de la dégénérescence tuberculeuse suivent-elles toujours une marche parallèle dans le ganglion et dans le poumon ? En règle générale, il en est ainsi. Cependant, dans quelques cas, la régression caséeuse est plus avancée d'un côté que de l'autre. Ainsi l'altération primitive peut ne pas provoquer, dès son début, l'adénopathie similaire ; alors elle se trouve déjà en voie de ramollissement quand le tubercule est encore à l'état cru dans le ganglion. Inversement celui-ci peut subir le premier un commencement de désagrégation à son centre, en vertu probablement de la facilité avec laquelle il évolue sur un terrain favorable.

Mais cela n'infirme pas absolument la loi à peu près générale du parallélisme d'évolution. Elle est confirmée d'ailleurs par les faits nombreux où l'on voit, de part et d'autre, le processus pathologique subir un temps d'arrêt, suivre une marche rétrograde, et passer par les différentes modifications qui conduisent à l'état que l'on considère avec raison comme la guérison du tubercule : nous voulons parler de la transformation crétacée ou calcaire du dépôt tuberculeux.

Il est habituel, en effet, de la trouver simultanément dans le poumon et dans les ganglions malades. Quand,

dans ce dernier siége, le noyau est partiellement ou totalement transformé en matière crétacée, il est assez rare
que le foyer pulmonaire soit encore à l'état caséeux dans
toutes ses parties.

La transformation calcaire n'est pas aussi rare qu'on
l'a dit; Becquerel, dans le mémoire déjà cité, prétend
qu'elle est tout-à-fait exceptionnelle et il déclare ne l'avoir
observée qu'une fois. Nous [l'avons constatée plusieurs
fois chez l'enfant et, nous le répétons, elle était corréla-
tive d'une calcification sembblable du foyer primitif.

Une telle analogie, poussée jusqu'à la similitude d'évolution, est une preuve de l'intime solidarité qui relie les
affections ganglionnaires à celles des organes, en général, et du poumon en particulier.

Elle s'impose encore avec plus d'évidence quand on
trouve plusieurs foyers tuberculeux à des degrés divers,
d'une part dans le parenchyme pulmonaire et d'autre
part dans le médiastin : chacun des centres primitifs,
ayant son aspect et sa physionomie propres, se trouve
représenté dans un ganglion particulier. De telle sorte
qu'on voit pour ainsi dire résumés dans le hile, en faisant
une coupe des ganglions, tous les degrés d'altération
dont le poumon est atteint.

OBS. XV. — L..., Pauline, 2 ans et 3 mois. (Rougeole. Tuberculisation.)

A la face interne du *poumon droit*, petite masse, grosse comme
un grain de chènevis, constituée par une *matière caséeuse*, ayant
au centre *un noyau calcaire*, enkystée dans un parenchyme
souple.

A droite, un ganglion bronchique et un ganglion trachéal volumineux, *caséeux et crétacés*.

Un grand nombre de *granulations grises* dans le parenchyme

pulmonaire. Plusieurs ganglions, gros et violacés, avec des *gra-nulations grises* sur la coupe.

Obs. XVI. — M..., Julien, 4 mois. (Tubercules.)

A la base du *poumon droit*, en arrière, noyau compacte, jaune marron d'Inde, gros comme une amande, *à centre ramolli*, entouré d'amas de granulations gris-jaune. Lésion identique à la partie supérieure du lobe moyen.

Ganglions bronchiques et trachéaux *caséeux;* quelques-uns sont *ramollis au centre.*

Les parties déclives des deux poumons sont farcies de *granu-lations grises*, sur un fond violacé. Ganglions tuméfiés, violacés, présentant des granulations tuberculeuses.

Granulations dans les ganglions mésentériques. Granulations sur le péritoine (épiploon), le foie, la rate, les reins, etc...

Obs. XVII. — K..., Léon, 4 ans et demi. (Broncho-pneumonie.)

A la partie moyenne du lobe supérieur du poumon droit, à deux centimètres et au niveau de la racine des bronches, noyau gros comme une amande, *jaune, plâtreuse, avec grains calcaires*, limité par un tissu violacé, tenace et plissé comme une cicatrice.

Les ganglions bronchiques sont partiellement ou totalement convertis en *matière jaune et plâtreuse.*

Obs. XVIII. — B... Anna, 3 mois. (Tuberculisation.)

A la région moyenne du lobe supérieur gauche, *noyau tuber-culeux, jaune*, du volume d'un grain de chènevis. Un autre à la base du lobe inférieur. A gauche, ganglions tuberculeux jaunes, peu volumineux.

A la base du lobe inférieur droit, *noyau tuberculeux, jaune*, avec quelques *granulations grises*. A droite, le ganglion le plus inférieur est tuberculeux, jaune, et présente quelques granula-tions grises.

Une ou deux granulations tuberculeuses sur le mésentère. Un nodus tuberculeux sur la muqueuse de l'intestin grêle. Pas d'ulcé-ration. Quelques plaques congestives. Ganglions mésentériques un peu gros, non caséeux. L'un d'eux, plus volumineux, présente à la coupe une granulation tuberculeuse évidente.

Obs. XIX. — R..., Jean-Baptiste. (Rougeole. Croup.)

Au centre du sommet du poumon gauche, deux *petits noyaux calcaires* irréguliers, placés à côté l'un de l'autre, et gros comme des grains de millet. A gauche, un des ganglions bronchiques les plus élevés est *caséo-plâtreux.*

Dans le sommet droit, *noyau calcaire*, jaune, identique aux précédents. A droite, le ganglion bronchique le plus élevé présente un petit *noyau calcaire.* Ganglion interbronchique volumineux et grisâtre.

XX. — O..., Ernest, 21 mois. (Croup)

Poumon droit. A la partie inférieure et interne du lobe inférieur, deux masses, d'inégal volume, l'une comme un gros noyau de cerise, d'un blanc jaunâtre, d'un tissu caséeux dur, en voie de régression plâtreuse ; l'autre du volume d'un gros grain de chènevis, solidement enkystée dans une coque fibreuse, avec des grains crétacés déjà à son centre. Dans l'atmosphère de ces deux masses, on trouve de petits grains jaunes et grisâtres.

(Çà et là, lobules de broncho-pneumonie).

A droite, le ganglion bronchique le plus inférieur est tuméfié et converti dans presque toute son étendue en une masse jaunâtre qui a la même étendue et la même consistance que la partie lésée du poumon. Les ganglions qui sont au-dessous sont malades aussi et contiennent des granulations grises. Le ganglion interbronchique a le volume d'une grosse amande et est altéré comme les précédents.

Quand l'adénopathie similaire est limitée à un seul ou à deux ganglions, est-il toujours possible d'établir une corrélation précise entre la hauteur qu'occupe la lésion dans le poumon et celle de la glande malade dans le hile ? En d'autres termes, un foyer tuberculeux localisé, par exemple, à la base a-t-il toujours pour pendant un ganglion de la partie inférieure du hile, ou s'il est logé dans le sommet, est-il nécessairement représenté par un ganglion supérieur ? C'est ordinairement ainsi que les choses se passent, et il est facile de voir alors qu'à la ressemblance anatomo-pathologique des lésions s'ajoute l'analogie topographique, si l'on peut ainsi dire. C'est, du reste, ce qu'on pouvait prévoir *a priori*. Cependant on ne saurait voir là une relation constante, ou du moins il ne faudrait pas croire qu'on pût la vérifier toujours.

La capacité du poumon et sa surface sont énormes comparées à la masse des ganglions qui en reçoivent les vaisseaux lymphatiques : un département pulmonaire très-étendu et dont les limites ne sont pas précises peut communiquer avec plusieurs ganglions ; il s'ensuit, d'une part, que des lobules très-distants peuvent avoir sous leur dépendance une même glande bronchique, que, d'autre part, un même lobule peut être desservi par plusieurs ganglions. Les communications entre réseaux et vaisseaux lymphatiques des masses centrales du poumon ne sont pas bien connues et rien ne prouve qu'elles soient toujours les mêmes. Il en résulte que certaines glandes du hile peuvent être impressionnées par des foyers tuberculeux dont la hauteur dans le poumon ne semble pas s'accorder, en apparence, avec le niveau qu'elles occupent elles-mêmes dans la chaîne dont elles font partie. C'est surtout lorsque la lésion s'étend sur un assez large espace que l'on comprend bien qu'elle puisse se transmettre indifféremment à un ganglion élévé ou inférieur. Mais en général les affections bien circonscrites, soit au sommet, soit à la base, se reproduisent de préférence dans les ganglions de même niveau. Pour les régions intermédiaires, cette disposition est moins nette.

On trouve assez souvent des noyaux caséeux voisins du pédicule pulmonaire : ils sont quelquefois reliés au ganglion malade par un semis de granulations qui sont destinées à confondre plus tard en une seule masse les deux foyers tuberculeux. Berton, MM. Rilliet et Barthez ont insisté sur cette particularité; ils ont décrit des espèces de cylindres ou de ponts tuberculeux formant un trajet noninterrompu entre les deux centres.

Quand un noyau caséeux situé près de la racine vient, par ce mécanisme, à se confondre avec le tubercule bronchique, et que, le ramollissement venant à désagréger ces deux masses fusionnées, n'en forme plus qu'une seule et même caverne, on peut être embarrassé pour pour distinguer ce qui appartient à l'un ou à l'autre organe. On a dit, il est vrai, que la caverne ganglionnaire se reconnaissait à la disposition des orifices bronchiques : la paroi de ces conduits serait perforée latéralement et présenterait du côté de l'excavation un orifice plus ou moins irrégulier, résultant de l'altération de dehors en dedans produite elle-même par le voisinage du ganglion. Dans la caverne pulmonaire, au contraire, les orifices des bronches se présenteraient de champ, les extrémités des conduits aériens se trouvant détruites au fur et à mesure des progrès de l'ulcération. En réalité cette distinction est difficile, et il est important d'en être prévenu, car, en présence d'une caverne mal délimitée et occupant le hile, on pourrait penser qu'il s'agit seulement d'une destruction des ganglions et admettre que le tissu pulmonaire a été simplement usé à ce niveau par voisinage. On croirait, en un mot, avoir devant les yeux un de ces cas de phthisie bronchique d'emblée dont parlent les auteurs.

Les observations suivantes ont pour but de montrer

le rapport entre le siége du foyer primitif dans le poumon et celui du ganglion malade dans le hile. L'obs. 25 est un cas de contact immédiat des deux lésions.

Obs. XXI. — D..., George, un an. (Variole.)
A la base du lobe inférieur *gauche*, noyaux tuberculeux, jaune et plâtreux à son centre, grisâtre à la périphérie

Un *ganglion* bronchique *inférieur*, ayant le volume d'un haricot, est jaune et plâtreux. Même altération du ganglion de la bifurcation de la trachée.

Obs. XXII. — D..., Julie, 10 mois. (Diphthérie. Broncho-pneumonie.)
Au sommet gauche, nid de tubercules. Masse jaunâtre de la grosseur d'une petite noisette.

A gauche, les *ganglions bronchiques supérieurs* sont transformés en matière jaune. Les ganglions trachéaux sont convertis également, mais en proportions variables, en matière jaune.

A la partie interne du lobe inférieur droit, sur la plèvre, amas de granulations grises ; immédiatement au-dessous, petits noyaux de la grosseur d'un grain de chènevis, gris jaunâtres, à contours irréguliers. (Broncho-pneumonie peu étendue.) A droite, deux ganglions caséeux, jaunes.

Obs. XXIII.— L..., Jeanne, 18 mois. (Affections pulm. diverses.)
Tout au sommet du poumon gauche, nid de granulations tuberculeuses, dont l'une, plus ancienne que les autres, a le volume d'un grain de chènevis et présente un peu d'opacité. Sur une autre coupe du sommet, noyau caséeux plus volumineux que le groupe précédent.

A gauche, le *ganglion le plus élevé* de la racine des bronches est complètement caséeux et même un peu ramolli. Quelques ganglions trachéaux sont en partie tuberculeux.

(Thrombose de l'artère pulmonaire et gangrène du poumon.)

Obs. XXIV. — B..., Pierre, 2 mois et demi. Diphthérie. Croup.)
Au centre du *lobe inférieur droit*, noyau tuberculeux enkysté, du volume d'un grain de chènevis, à centre ramolli et présentant une petite cavité. Sur le bord interne de ce même lobe, noyau

irrégulier de caséification, entouré de granulations. (Au sommet, hépatisation.) Les *ganglions bronchiques de la région inférieure* sont caséeux et ramollis au centre. Les ganglions trachéaux sont le siége de nombreux noyaux de caséification. Entre les premières divisions bronchiques, les ganglions forment une masse du volume d'un œuf de poule. Quelques-uns sont en voie de ramollissement.

Çà et là, dans le poumon gauche, petits noyaux tuberculeux et hépatisation du lobe inférieur.

Obs. XXV. — M..., Anna, un an et demi. (Méningite tuberculeuse. Phthisie.)

Au sommet du poumon gauche, vaste caverne, capable de loger un œuf de poule, circonscrite par un produit membraneux solide, résistant, grisâtre, contenant des *masses caséeuses* dures ; l'une d'elles est libre ; l'autre, qui fait saillie dans l'intérieur de l'excavation, *n'est autre chose qu'un ganglion.*

Poumon droit criblé de *granulations tuberculeuses grises* et jaunes, à la partie postérieure du sommet. Une cavernule, du volume d'un noyau de cerise, due probablement à une dilatation bronchique. Sur le reste de sa surface, le lobe supérieur présente des boursouflures emphysémateuses en général au niveau de granulations tuberculeuses jaunes ; quelques-unes sont remplies de matière puriforme, peut-être caséeuse. Idem au lobe moyen. A droite, ganglions bronchiques, peu volumineux, peu altérés, d'une couleur légèrement rosée ; *ceux de la partie supérieure* contiennent quelques *granulations jaunâtres.*

Influence des maladies aiguës sur la tuberculose ganglionnaire. — Les fièvres éruptives, et en particulier la rougeole, sont de toutes les maladies aiguës graves celles qui exercent le plus d'action, chez l'enfant, sur la marche de la tuberculisation bronchique. Cette influence a été reeonnue par tous les observateurs ; mais devons-nous, à leur exemple, considérer ces maladies comme la cause déterminante immédiate de l'adénopathie tuberculeuse? Faut-il admettre que la phthisie bronchique se produise pour ainsi dire de toutes pièces, sans altération préalable du poumon, sous la seule influence d'une maladie fébrile? On irait assurément trop loin si l'on présentait la chose d'une manière aussi absolue. Sans doute la rougeole, la variole, etc., agissent puissamment sur l'évolution des tubercules en général, et en particulier sur ceux des ganglions trachéo-bronchiques. Mais leur rôle se borne à réveiller la diathèse déjà existante ; *encore celle-ci ne se manifeste-t-elle sur les ganglions, en pareille occasion, que si le poumon est déjà le siége d'un produit tuberculeux* ancien ou récent.

Nous avons pu voir, dans bien des autopsies, que si les désordres avaient pris évidemment une extension rapide dans le cours d'une pyrexie, il existait antérieurement un foyer pulmonaire plus ou moins latent, par exemple, un noyau enkysté n'ayant plus depuis longtemps de tendance à se multiplier. Un petit grain crétacé peut dévenir, sous l'influence de l'état général, le centre d'une nouvelle poussée à marche aiguë et extensive. Or, il n'est pas possible d'admettre que la transformation plâtreuse, crétacée, pierreuse, de ce centre tuberculeux, se soit produite dans le cours de la rougeole ; il existait donc avant. Il est logique de dire que ce tubercule inactif et comme endormi, guéri en quelque sorte, joue le rôle d'une épine, et que le travail morbide, ainsi remis en activité dans le poumon, retentit avec une grande intensité sur les ganglions du médiastin ; ceux-ci dégénèrent rapidement, et peuvent être déjà en partie ramollis quand la mort survient. Le catarrhe bronchique de la rougeole ne suffit pas, comme on l'a dit, à transformer les ganglions bronchiques en masses tuberculeuses.

Ici, comme dans tous les autres cas, il faut remonter à la lésion centrale, génératrice de toute adénopathie.

Nous en dirons autant de la coqueluche. Pas plus que les maladies aiguës elle ne peut produire par elle-même l'adénopathie bronchique. Si maintenant on tient compte des nombreux cas d'hypertrophie ganglionnaire sans coqueluche, et des exemples de coqueluche sans adénopathie, comme on en a constaté à l'amphithéâtre, on comprendra difficilement les théories qui ont été récemment émises sur la nature de cette maladie.

ADÉNOPATHIES TUBERCULEUSES DU MESENTÈRE.

Quoique assez fréquentes, les adénopathies tuberculeuses mésentériques ne se rencontrent pas aussi communément dans les autopsies d'enfants que celles dont nous avons étudié plus haut les caractères. Leur importance est néanmoins très-grande. Il est certain que les troubles profonds et rapides qu'elles apportent dans l'état général du sujet qui en est atteint en font des affections extrêmement redoutables. Elles atteignent, en effet, plus directement que les précédents l'économie dans son ensemble en s'attaquant immédiatement à l'absorption intestinale et à la nutrition.

D'une manière générale, on peut dire que la tuberculose entéro-mésentérique ne déroge pas à la loi de Louis; on trouve presque constamment en même temps qu'elle les lésions de la phthisie pulmonaire. Cependant la loi n'est pas absolue; elle comporte des exceptions, et nous en connaissons, pour notre part, au moins deux provenant du service de M. Parrot.

Ce que nous voudrions démontrer ici, c'est la subordination des adénopathies mésentériques à des lésions intestinales primitives, comme nous l'avons fait pour celles des bronches. Il est inutile d'entrer à leur occasion dans les généralités auxquelles nous nous sommes déjà arrêté à propos du rôle des vaisseaux et des ganglions lymphatiques dans les maladies des organes : les mêmes considérations peuvent s'appliquer aux glandes mésentériques.

Nous n'avons pas non plus à revenir sur les idées admises par les auteurs au sujet de la pathogénie : elles
sont analogues à celles adoptées par eux pour la tuberculisation des ganglions bronchiques. On sait en effet
que le *carreau* est décrit dans les livres comme une affec-
ion souvent indépendante ; il constituerait toute la maladie à lui seul, pourrait se développer d'emblée, ce qui
s'expliquerait, toujours d'après les mêmes doctrines, par
la susceptibilité et les aptitudes propres du système ganglionnaire lymphatique de l'enfant. Nous avons déjà dit
ce qu'il fallait penser de cette aptitude et de cette prédisposition dont nous ne contestons pas la réalité, mais
nous croyons avoir démontré que, pour se manifester,
elles ont besoin, pour ainsi dire, d'un signal parti de l'organe qui tient les ganglions sous sa dépendance.

Ayant constaté depuis longtemps que les adénopathies
bronchiques étaient invariablement similaires des
affections intra-thoraciques, M. Parrot devait naturellement être amené à rechercher si les adénopathies mésentériques reconnaissaient également dans tous les cas
une lésion similaire comme origine. En 1876, M. Hutinel, alors son interne, contribua à résoudre affirmative-
ment cette question par ses propres recherches. Dans
toutes les autopsies où l'examen de l'intestin a été fait,
on y a trouvé des altérations de même nature que celles
dont les ganglions étaient le siége. Elles consistent le
plus souvent dans des ulcérations plus ou moins nombreuses et d'une étendue très-variable, siégeant le plus
souvent dans la dernière portion de l'iléon, comme Louis
et Cruveilhier l'ont démontré. Ces ulcérations sont véri-
tablement tuberculeuses ; elles résultent de la fonte

caséeuse des produits tuberculeux. Niemeyer prétend, au contraire, que les ulcérations décrites comme telles ne sont, en grande majorité, pas autre chose que le résultat de dégénérescences caséeuses d'emblée, caractérisant la scrofule. Il affirme que les granulations qui avoisinent les pertes de substance ne doivent point faire attribuer aux ulcérations une origine tuberculeuse ; la caséification serait le fait essentiel et primitif, et les poussées de granulations seraient le résultat d'un processus secondaire. Nous conserverons néanmoins à ces pertes de substance l'appellation d'ulcères tuberculeux que leur assigne leur véritable nature ; ils sont caractérisés en réalité par la présence significative des éléments du tubercule.

Les ulcérations siégent ordinairement dans les glandes de Peyer ou sur les follicules clos ; elles sont superficielles ou profondes ; leurs bords sont souvent taillés à pic, quelquefois décollés ou renversés. Elles contiennent aussi quelquefois de la matière jaune à leur centre. On peut, avant l'ouverture de l'intestin, reconnaître leur présence à travers sa paroi, soit par une coloration brunâtre ou ecchymotique, soit par l'amincissement des tuniques, soit encore par l'exsudat pseudo-membraneux circonscrit qui adhère au péritoine à leur niveau. Quand elles sont petites et superficielles, il est nécessaire, pour les constater, d'ouvrir l'intestin et d'examiner directement la muqueuse.

Lorsqu'on trouve des tubercules dans les glandes mésentériques , la muqueuse intestinale n'est pas toujours nécessairement ulcérée. Dans certains cas, elle contient seulement dans son épaisseur des granulations grises ou jaunes, ou bien encore elle est soulevée par un ou plusieurs petits nodules, gros comme des grains de chènevis, compactes, résistants, formés par une substance blanc jaunâtre, d'aspect caséeux.

Telles sont les altérations qui donnent lieu à la tuberculisation mésentérique.

Quand on trouve au voisinage de l'insertion intestinale du mésentère un ganglion tuberculeux, c'est dans l'anse voisine qu'on devra chercher tout d'abord et qu'on trouvera habituellement la lésion primitive.

Lorsqu'il existe dans le mésentère une masse ganglionnaire considérable et qu'à première vue le tube intestinal semble sain ou peu altéré, il ne faut pas se contenter d'un examen rapide, il faut au contraire faire avec soin l'inspection de toutes ses parties, et si l'on ne trouve qu'une ulcération circonscrite, on ne doit pas arguer de ses faibles proportions pour lui refuser le rôle de lésion primitive et causale.

La multiplication du tubercule dans les ganglions se montre, en effet, dans le mésentère avec non moins d'évidence que dans le médiastin. M. Hutinel nous a fait remarquer une disposition particulière des ganglions malades dans le mésentère, disposition qui est très en faveur de cette manière de voir, et qu'il a eu plusieurs fois l'occasion d'observer. Voici en quoi elle consiste : un ganglion tuberculeux est situé au voisinage de l'anse d'intestin malade ; derrière lui s'en trouvent deux ou trois autres, puis plus en arrière un groupe plus nombreux ; enfin, à mesure qu'on approche de l'insertion vertébrale du mésentère, la masse des ganglions malades s'accroît de plus en plus en s'élargissant. De telle sorte que l'ensemble des glandes altérées affecte une configuration assez régulière, ayant à peu près la forme d'une pyramide dont le sommet répond à l'intestin, et la base au pédicule du mésentère. La marche de l'affection s'explique ainsi d'elle-même : il paraît évident, en effet, que l'ulcération tuberculeuse de l'intestin a tout d'abord retenti sur le ganglion le plus voisin, que celui-ci a communiqué le mal à ceux de ses congénères avec lesquels il est le plus directement en rapport et qu'ainsi de proche en proche la tuberculisation a gagné un grand nombre de glandes, au point de constituer ces tumeurs caséeuses énormes qu'il serait irrationnel par conséquent d'attribuer à une dégénérescence scrofuleuse, en quelque sorte spécifique, comme le font plusieurs auteurs, et notamment Niemeyer.

On voit qu'il n'est pas besoin d'une tuberculisation bien étendue de l'intestin pour produire une dégénérescence similaire très-grave du mésentère, pour engendrer ce qu'on appelle le carreau. Aussi trouvons-nous très - contestable l'assertion suivante de Cruveilhier : « ∴ Pour que tous les ganglions mésentériques, dit-il, fussent affectés de tuberculisation, il faudrait que la totalité du canal intestinal fût elle-même atteinte d'ulcérations tuberculeuses dans toute sa longueur, sans aucune interruption, ce qui n'a jamais été observé. C'est pour cette raison qu'on rencontre des ganglions mésentériques parfaitement sains, à côté de groupes de ganglions tuberculeux ». (Cruveilhier, Anatomie pathologiqne, t. IV, p. 650 651).

Une conséquence importante découle de ces considérations : c'est la gravité de toute manifestation tuberculeuse, même très-restreinte, quand elle siége sur la muqueuse intestinale, et la menace qu'à elle seule elle renferme d'apporter en peu de temps, dans l'état général, les désordres les plus profonds. En effet, une seule ulcération étant capable de provoquer une adénopathie étendue à une notable portion du mésentère, pour peu qu'il y en ait plusieurs, la plus grande partie des ganglions lymphatiques qui président à l'absorption intestinale sera atteinte; ces ganglions deviendront imperméables, et finalement, au bout d'un temps très-court, la nutrition sera gravement compromise, et la cachexie apparaîtra beaucoup plus tôt que si des désordres équivalents avaient siégé, par exemple, dans le poumon.

Nous avons vu que les tubercules pulmonaires, lorsqu'ils marchent vers la guérison, s'enkystent, deviennent crayeux et pierreux, et restent indéfiniment au milieu du parenchyme sain, témoignant ainsi par leur présence que l'adénopathie n'était pas le fait isolé. D'autres fois, le foyer tuberculeux s'étant évacué dans les bronches, laisse seulement à sa place une cicatrice plus ou moins visible. Dans l'intestin, on comprend que l'enkystement est à peu près impossible: les produits caséeux sont entraînés par le mouvement continuel des matières intestinales au fur et à mesure qu'ils se produisent, de telle sorte que si les ulcérations guérissent, elles ne laissent à leur place qu'une simple cicatrice sans trace de tubercules calcifiés; il n'en sera pas de même dans les ganglions mésentériques, car la guérison s'opère parallèlement à celle des ulcérations. Ils conserveront dans leur tissu une matière dure, calcaire, dont l'élimination est impossible. Lorsqu'on trouve dans le mésentère de semblables concrétions dont l'origine est évidemment de date très-ancienne, il faut rechercher avec soin si rien dans l'intestin ne peut être considéré comme l'indice de la lésion primitive. Or, cet indice peut se retrouver et être reconnu même chez des vieillards dont la maladie abdominale doit remonter à une époque fort reculée. A cet égard, nous croyons devoir reproduire une observation intéressante et très-probante, publiée dans les Comptes-rendus de la Société de biologie de l'année 1855 (2ᵉ série, t. II, p. 29). Elle est due à MM. Pestel et Berthelot. Nous ne consignons ici que la partie de l'observation qui se rapporte directement à notre sujet.

MM. Pestel et Berthelot. — Autopsie d'un homme de 87 ans mort d'hémorrhagie cérébrale (hospice des Ménages.

« Outre la lésion du cerveau qui avait occasionné la mort, on trouva dans l'épaisseur des épiploons gastro-hépatique, gastro-splénique, des mésocolons et du mésentère, des tumeurs très-dures au nombre de soixante environ, dont le volume était très-variable. Les plus petites étaient comparables, pour la grosseur, à des noyaux de cerises, tandis que la plus grosse atteignait le volume d'un œuf de pigeon. Ces tumeurs abondaient surtout dans le mésentère; c'était là aussi que se trouvaient les plus grosses. Elles étaient situées entre les deux feuillets du péritoine, enchâssées dans une gaîne cellulo-fibreuse, dont il était facile de les énucléer. Dégagées de leurs enveloppes celluleuses, ces tumeurs avaient l'apparence de concrétions calcaires; les unes arrondies, les autres de forme irrégulière; quelques-unes présentaient sur une de leurs faces l'empreinte de la portion d'intestin sur laquelle elles étaient appliquées.

« Les plus grosses de ces concrétions semblent résulter de l'accolement de plusieurs noyaux calcaires entre eux.

« *Une coïncidence curieuse à noter, c'est que l'intestin du sujet présentait quatre rétrécissements :* le premier, long de 1 pied environ, portait sur la première partie du jéjunum ; le deuxième existait à la fin de l'intestin grêle ; le troisième se trouvait entre les deux précédents et plus rapproché du deuxième ; le quatrième enfin, et le plus remarquable, appartenait au gros intestin : il occupait l'angle formé par le côlon transverse et le côlon descendant. Cette portion de l'intestin était cachée au fond de l'hypochondre gauche, au-dessous de la rate où elle était retenue par de nombreuses adhérences ; elle était réduite à la grosseur du doigt, et contrastait par sa petitesse avec le reste du gros intestin dilaté par des gaz.

« Les ganglions lymphatiques des membres et du tronc, les ganglions lombaires et bronchiques, ont été examinés, et n'ont présenté aucune altération. »

Modes de propagation du tubercule, de son siége primitif aux ganglions. — L'adénopathie tuberculeuse étant secondaire, il est évident qu'elle ne peut prendre naissance que par l'intermédiaire des vaisseaux lymphatiques qui relient l'organe malade aux ganglions. Mais, on peut admettre deux modes différents de propagation : d'abord *l'absorption et le transport des éléments morbides* par la voie des lymphatiques ; secondement, *la lymphangite tuberculeuse,* c'est-à-dire la propagation de la lésion de proche en proche par l'envahissement des parois mêmes des vaisseaux lymphatiques.

De ces deux modes, le premier est incontestablement le plus ordinaire ; c'est du moins celui qui rend le mieux compte de le grande majorité des faits observés. C'est lui qu'on doit admettre *a priori*, car c'est la circulation lymphatique qui seule établit une étroite solidarité entre les tissus des divers parenchymes et la trame ganglionnaire. C'est par la résorption interstitielle et par l'activité du courant intra-vasculaire que l'on peut s'expliquer la prompte apparition et le rapide développement des altérations ganglionnaires qui surviennent à la suite des affections organiques correspondantes. Mais, une des conditions qui militent surtout en faveur de cette manière de voir, c'est le peu de fréquence de la lymphangite tuberculeuse, relativement au grand nombre d'adénopathies de même nom.

En effet, la lymphangite tuberculeuse est assez rare : on n'en a publié qu'un petit nombre de cas bien authentiqües. Elle est rare surtout dans le poumon ; elle l'est certainement moins dans l'intestin. S'ensuit-il qu'elle doive être écartée comme mode de propagation du tubercule ? Une telle conclusion semble trop absolue : car on peut observer quelquefois des vaisseaux lymphatiques malades sur toute leur longueur sans interruption, depuis leur origine au foyer primitif jusqu'à leur pénétration dans la glande. On ne peut affirmer, il est vrai, que telle ait été la cause déterminante de l'adénopathie ; mais c'est une hypothèse qui n'a rien d'irrationnel.

M. Lépine (1) a rapporté plusieurs exemples de lymphangite tuberculeuse. Il fait observer que les traînées

(1) Archives de physiologie normale et pathologique, 1870, p. 297.

de granulations allant en rayonnant autour d'un foyer tuberculeux, sont faciles à voir sur le trajet des chylifères. M. Lépine a constaté la même disposition sur les lymphatiques superficiels du poumon. Mais il conclut de ses observations que la lymphangite tuberculeuse n'a pas produit par elle-même la lésion ganglionnaire. Voici en quels termes il s'exprime :

« D'un foyer tuberculeux partait une chaîne de granulations tantôt unique, tantôt multiple, et, dans ce cas, circonscrivant exactement les espaces polygonaux qui constituent la base des lobules pulmonaires. Toujours elle aboutissait à un ganglion bronchique volumineux et atteint de dégénération caséeuse.

« Dans plusieurs cas, j'ai noté que les granulations qui siégeaient dans la paroi de ces lymphatiques étaient tout à fait grises, ou du moins elles ne présentaient qu'un très-petit point opaque à leur centre. Cette particularité conduit à penser que la lésion ganglionnaire a précédé la lymphangite tuberculeuse. Ce n'est donc pas une propagation de granulations qui se ferait de proche en proche le long du lymphatique, pour aboutir finalement au ganglion ; mais il faut admettre que l'infection est produite par des substances charriées par la lymphe, et provenant du foyer tuberculeux périphérique. Ce ganglion, plus susceptible que le vaisseau, est affecté le premier. »

On voit que, dans ces cas, M. Lépine a invoqué le degré d'évolution moins avancé dans les lymphatiques pour rejeter l'influence de la lymphangite comme agent de propagation. Peut-être cependant, pourrait-on objecter que les granulations de la paroi de ces vaisseaux avaient déjà un centre blanc.

La tuberculisation entéro-mésentérique s'accompagne plus souvent, avons-nous dit, de lymphangite tuberculeuse que celle du poumon et de la plèvre. Mais il n'est pas toujours possible de préciser la part qui lui revient dans le développement de l'adénopathie. Ce qui est certain, c'est qu'on peut suivre le cordon des vaisseaux malades depuis l'ulcération de l'intestin jusqu'aux ganglions. Toutefois, cette dernière condition peut manquer, et l'on voit les traînées lymphangitiques, en forme de petits chapelets à grains allongés et durs, se terminer brusquement avant d'avoir gagné la glande tuberculeuse. Il est clair qu'en pareil cas l'altération des lymphatiques n'est pour rien dans l'adénopathie.

Quel que soit le mode pathogénique suivant lequel les ganglions s'engorgent et se tuberculisent, un fait général ressort de toutes ces considérations : c'est le rôle actif qui appartient au système lymphatique comme agent de transmission et de généralisation des produits morbides.

D'une part, nous avons vu comment une lésion tuberculeuse, même très-limitée, peut se reproduire en se multipliant presque à l'infini dans les ganglions ; nous savons, d'autre part, que la circulation lymphatique aboutit à la grande circulation par l'intermédiaire du canal thoracique et de la grande veine lymphatique droite. Il en résulte que la plus petite lésion, en provoquant une adénopathie, rend facile la généralisation.

Qu'un tubercule reste plus ou moins longtemps dans

un ganglion à l'état latent, mais qu'à un moment donné, pour une cause ou pour une autre, il vienne à proliférer, et qu'il envahisse toute une chaîne ganglionnaire, bientôt les produits de la néoplasie trouveront un large débouché dans la circulation veineuse; l'économie entière peut, de la sorte, en être infectée dans un court espace de temps.

Cette vue théorique, déjà indiquée par M. Colin, rappelle l'opinion de Buhl, qui admet comme cause de la granulie l'infection du sang par un ou plusieurs foyers caséeux, opinion qui a pour elle un fait d'expérience d'une certaine valeur, à savoir que, chez la plupart des malades qui succombent à la granulie, on trouve des noyaux caséeux plus ou moins anciens.

Les affections tuberculeuses ne sont pas les seules qui donnent lieu aux adénopathies similaires. D'autres états morbides du poumon ont également la propriété de provoquer des troubles ganglionnaires qui traduisent souvent avec une fidélité remarquable les caractères et la nature de la lésion primitive.

Les affections inflammatoires, si communes chez l'enfant, ont des caractères anatomiques assez variés.

Dans les formes les plus habituelles de la broncho-pneumonie, la coupe du parenchyme hépatisé n'offre jamais, comme on sait, l'uniformité et la régularité de la pneumonie lobaire. L'agglomération de lobules suppurés, congestionnés, ou atélectasiés, la présence de petits amas puriformes disposés çà et là au niveau de la section des bronchioles, contribuent à donner à la partie malade une apparence irrégulièrement granitée. Mais la broncho-pneumonie n'a pas une manière d'être toujours semblable, elle n'a pas un type unique. On trouve assez souvent réunies des modifications de tissu qui, si elles appartiennent à un même processus, présentent tout au moins des degrés d'évolution différents, des modalités diverses de consistance, de texture, de configuration et de teintes groupées sur un espace restreint ou disséminées irrégulièrement dans un lobe.

Ces modalités dérivent d'un travail inflammatoire dont

les allures et l'intensité sont loin d'être toujours les mêmes.

Toutes ces formes de l'inflammation pulmonaire ou broncho-pulmonaire ont une grande tendance à se répercuter sur les glandes bronchiques et trachéales. Cela est connu et bien conforme à ce qui se passe dans toutes les maladies des autres régions. Mais ce qu'on n'a pas suffisamment établi, c'est que les variétés et les accidents anatomo-pathologiques dont le poumon est le théâtre n'ont pas une manière uniforme de se reproduire dans la trame ganglionnaire; ils y revêtent, au contraire, les aspects divers qui les caractérisent eux-mêmes.

Les descriptions classiques ne mentionnent pas ces particularités: on dit généralement que, sous l'influence de la pneumonie franche, de la bronchite, de la broncho-pneumonie, les ganglions lymphatiques se tuméfient en s'enflammant. Cela est vrai; mais là ne se bornent pas toujours les altérations dérivées sur les glandes.

Quand on examine la coupe d'un ganglion engorgé consécutivement à la broncho-pneumonie, on est frappé de la ressemblance qu'elle offre, dans les détails de sa configuration, avec les points diversement altérés du tissu hépatisé. S'agit-il de lésions disséminées dans plusieurs régions du poumon, l'infiltration purulente dans un point, la congestion violacée ou ardoisée dans un autre, plus loin le ramollissement et la friabilité du tissu, ailleurs la suppuration des bronches, l'aspect terne et la flaccidité d'un groupe de lobules atélectasiés; tous les ganglions ne seront pas atteints dans la même mesure et de la même façon : les uns, répondant aux parties congestionnées, seront simplement tuméfiés et hyperémiés, mais au même degré qu'elles ; les autres

présenteront des zones violacées et ardoisées; d'autres
auront des teintes grisâtres avec condensation inflammatoire de leur tissu, leur substance pouvant encore affec-
ter tantôt la friabilité, tantôt la résistance ou l'induration
de certaines parties du poumon; d'autres enfin, chose
remarquable, offriront à la coupe le même état granité
et polychrome de certaines parties du viscère malade.

Dans plusieurs cas, nous avons vu des altérations
congestives avec infiltration œdémateuse être accompagnées d'hyperémie avec œdème du tissu de la glande
bronchique elle-même. Ce fait est relaté dans un certain
nombre d'observations de M. Parrot.

Une particularité non moins curieuse, mais, à la vé-
rité, difficilement explicable, c'est la production dans
l'un et l'autre organe d'extravasations ecchymotiques
autour d'un foyer tuberculeux, comme nous en possé-
dons un exemple.

Mais les lésions variées qui dépendent des inflammations aiguës ne sont pas les seules que l'on observe dans
les ganglions. La pneumonie interstitielle, la sclérose
qui se voit parfois autour d'anciens noyaux caséeux ou
crétacés provoquent un travail analogue, à évolution parallèle, dans les glandes bronchiques correspondantes :
on y trouve, comme dans le poumon, un tissu résistant,
fibroïde, quelquefois un peu lardacé, formant autour du
point central une zone rayonnée, absolument identique,
sous tous les rapports, à la première.

La matière noire pigmentaire du poumon se rencontre,
comme on sait, très-rarement chez l'enfant. Elle ne fait
cependant pas toujours défaut. M. Parrot l'a observée
chez des enfants très-jeunes. Là encore, on peut consta-

ter sa présence dans les glandes du hile. Ce qui se passe ici est un phénomène identique à ce qui se produit dans les ganglions de la racine des membres dont la peau a été colorée par le tatouage. On sait que chez le vieillard l'infiltration mélanique ou anthracosique des ganglions médiastinaux n'est pas rare, et qu'elle correspond à un état semblable du parenchyme pulmonaire. M. Liouville, dans un travail important, publié dans les *Archives de physiologie* (t. II, 1869), a très-bien fait ressortir l'analogie frappante des lésions chroniques du poumon et du médiastin. Quoiqu'il s'agisse, dans les observations de M. Liouville, d'affections séniles, nous ne pouvons passer sous silence des exemples aussi remarquables d'adénopathies similaires. Parlant de l'anthracosis ganglionnaire dont l'un des caractères serait une modification de texture, de densité, de forme, de couleur des glandes lymphatiques, M. Liouville écrit : « Nous serions tenté de voir dans cette manifestation pathologique, quelle qu'en fût la cause primitive (si toutefois elle n'est qu'une production secondaire), une affection spéciale (dégénérescence mélanique des ganglions); et si, comme nous sommes également disposé à le croire, il y a dans un certain état des ganglions indurés, scléreux, une similitude presque complète avec l'état morbide qui caractérise le poumon, la lésion de la pneumonie chronique (même densité, même aspect extérieur, même coloration gris de fer marbré de plaques noirâtres sur un fond grisaille, même augmentation de tissu connectif sans nouveaux éléments et sans tubercules), nous trouverions encore, dans cette ganglionite chronique, un argument qui justifierait le rôle pathologique spécial que nous pensons qu'il faille désormais réserver à cette altération tout à fait particulière du ganglion. » M. Liouville retrouve la similitude jusque dans les formes ulcéreuses qui succèdent aux métamorphoses indurées.

Ces considérations ont même conduit l'auteur à adopter, pour les adénopathies du médiastin, les mêmes divisions nosographiques que celles admises par M. Charcot pour la description des pneumonies chroniques.

Les limites que nous sommes obligé d'assigner à notre travail ne nous permettent pas d'entrer dans le détail des faits et de donner une idée complète des variétés que peuvent présenter les adénopathies similaires. Nous avons seulement voulu indiquer d'une manière générale les principaux traits de ressemblance qu'il est facile d'établir entre les affections primitives du poumon et celles qui en dérivent.

Ajoutons que la pathologie expérimentale a confirmé plus d'une fois notre manière de voir, et qu'elle a mis en lumière le rôle physiologique et pathologique des ganglions lymphatiques.

M. Colin ayant inoculé de la matière tuberculeuse associée à du pus, trouva, dans les ganglions où aboutissaient les traînées lymphangitiques, un petit abcès et une granulation tuberculeuse placés côte à côte ; plus loin, dans tous les ganglions qui communiquaient entre eux, il retrouva le même petit abcès et la même granulation situés toujours côte à côte.

Une observation du plus grand intérêt, et très-démonstrative, a été communiquée en 1856, par M. Vulpian, à la Société de biologie. Il s'agit d'un cas d'épithélioma pulmonaire chez un jeune porc soumis au régime de la garance; non-seulement une lésion similaire siégeait dans les ganglions bronchiques, mais, de part et d'autre, les dépôts pathologiques étaient colorés de la même façon par la garance.

Voici cette observation, que nous empruntons aux bulletins de la Société de biologie.

Epithélioma pulmonaire chez un jeune porc soumis au régime de la garance; dépôts crayeux dans les tumeurs des poumons et dans les ganglions bronchiques; coloration par la garance de ces dépôts. Srongles dans les bronches.

L'examen des poumons d'un cochon, âgé de 7 mois, a fait voir que ces organes contenaient de nombreuses tumeurs. Ces tumeurs, à l'état frais, présentaient une couleur blanc-grisâtre, avaient l'aspect un peu lardacé, se déchiraient facilement et donnaient par le grattage une espèce de suc peu abondant et grisâtre. Elles offraient un volume très-variable, depuis la grosseur d'un très-petit grain de millet jusqu'à celle d'une amande. A première vue, ces tumeurs paraissaient être des tubercules, mais en les examinant avec soin à l'œil nu, on se prenait à douter de leur nature tuberculeuse bien qu'il fût difficile d'énoncer des caractères distinctifs bien évidents.

Le tissu pulmonaire avait une teinte plus rosée que ces tumeurs, et il y avait un passage progressif et presque insensible, quoique rapide, du tissu sain au tissu morbide.

Le surlendemain du jour où avait été faite l'ouverture de l'animal, le parenchyme pulmonaire était revenu sur lui-même, et alors les tumeurs situées près de la surface formaient des saillies très-accusées qui n'existaient pas le premier jour; du reste, il n'y avait aucune vascularisation anormale au pourtour de ces tumeurs.

En les divisant, on voyait, dans beaucoup d'entre elles, des vestiges de tissu pulmonaire peu altéré et facilement reconnaissable.

Dans plusieurs points on rencontrait de la matière noire pulmonaire. Au centre de la plupart on constatait une coloration rougeâtre qui paraissait due au dépôt d'une matière crayeuse molle et rouge, déposée dans les tumeurs.

Hervouët, 5

Dans quelques-unes des dernières bronches, et dans presque tous les cas au voisinage des tumeurs les plus volumineuses, on trouvait des helminthes vermiformes, assez grêles, rassemblés en grand nombre. Ces helminthes étaient de nature du genre *strongylus paradoxus*.

Le cochon dont il est ici question était né le 29 mai 1855, on l'avait soumis au régime de la garance à partir du 16 octobre 1855, et on l'avait sacrifié le 19 décembre de la même année pour préparer son squelette. Les os étaient très-rouges. Pendant la vie, cet animal n'avait présenté aucun phénomène particulier qui pût attirer l'attention sur son appareil respiratoire, ce qui a paru assez surprenant lorsqu'on a été à même de voir le nombre très-considérable de tumeurs qui siégeaient dans les deux poumons.

L'étude attentive qui a été faite de ces tumeurs à l'aide du microscope a fait reconnaître qu'elles étaient formées à peu près entièrement de cellules analogues aux cellules des culs-de-sac pulmonaires. Ces cellules offraient toutefois quelques caractères spéciaux. La plupart d'entre elles étaient devenues sphéroïdales, comme boursouflées et granuleuses à la surface. Les granulations empêchent quelquefois d'apercevoir le noyau, mais, dans plusieurs cellules, on en constate facilement la présence. Quelques cellules contiennent même deux noyaux. Chaque noyau est pourvu d'un nucléole plus ou moins net. Dans un grand nombre des tumeurs les cellules étaient accolées, réunies entre elles, et on a pu, dans plusieurs préparations, s'assurer que les groupes cellulaires affectaient la forme de cul-de-sac. Cette forme était surtout évidente vers les limites des tumeurs, mais à mesure que l'on s'éloignait de ces limites pour ce rapprocher du centre la disposition en cul-de-sac devenait très-incertaine. Souvent on n'a pu voir que des noyaux pressés les uns contre les autres, quelquefois altérés, granuleux. Dans les points contraux, il y a une grande quantité de matière comme poudreuse, noirâtre, qui obscurcit la préparation et qui, à un grossissement convenable, paraît être constituée par un amas de cristaux imparfaits de matière calcaire. L'acide acétique a une action lente sur cette matière, qui au contraire se dissout rapidement, avec dégagement de nombreuses balles gazeuses; dans l'acide azotique.

Dans le plus grand nombre des tumeurs, on trouve, outre ces éléments, des fibres élastiques, quelques cellules allongées, fusiformes, munies d'un noyau en forme de bâtonnet qui sont peut-être des fibres-cellules et du pigment pulmonaire.

Quelques préparations ont montré que certaines de ces tumeurs étaient constituées en grande partie par des cellules cylindriques, tandis que, dans la grande majorité, ces cellules étaient très-rares.

Les ganglions bronchiques, très-hypertrophiés, ont été divisés et sur les surfaces de section, on a pu voir des taches assez bien circonscrites, offrant une coloration d'un beau rouge garance, et qui correspondaient à des dépôts de matière crayeuse constituée absolument comme celle dont on a déjà parlé à propos des tumeurs du poumon.

. . . .

. . . .

. . . . . Cette matière crayeuse, soit dans les tumeurs pulmonaires, soit dans les ganglions bronchiques, était fortement colorée en rouge, la garance s'étant fixée sur cette matière, comme elle se fixe sur les os.

Paris. A. Parent. imprimeur de la Faculté de Médecin, rue M.-le-Prince 31.